RÉGLEMENT

DE LA

SOCIÉTÉ MÉDICALE

DE LA HAUTE-VIENNE

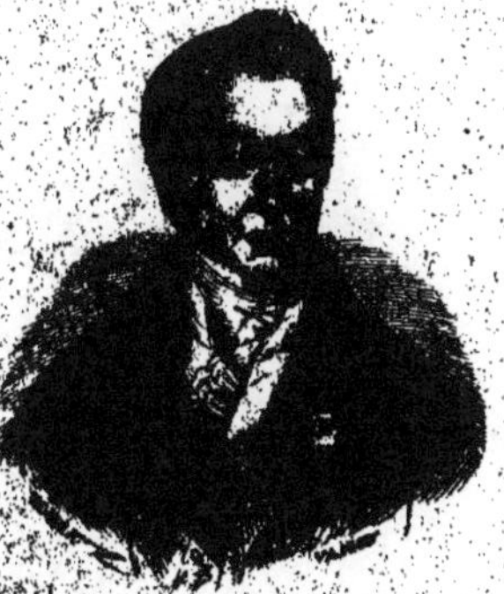

[illegible]

IMPRIMERIE DE CHAPOULAUD FRÈRES

[illegible]

RÉGLEMENT

DE LA

SOCIÉTÉ MÉDICALE

DE LA HAUTE-VIENNE.

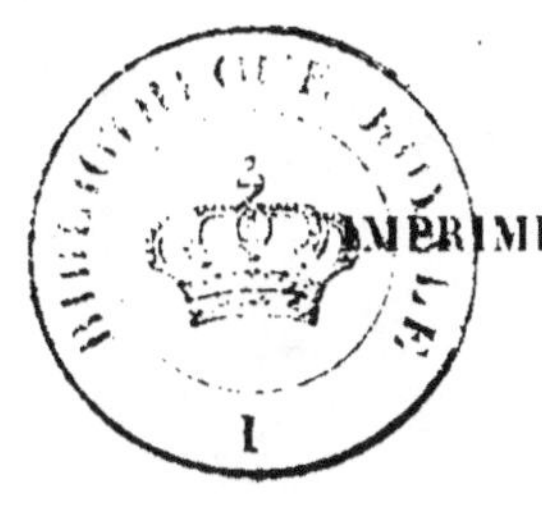

LIMOGES.
IMPRIMERIE DE CHAPOULAUD FRÈRES.

1841

RÉGLEMENT

DE

LA SOCIÉTÉ MÉDICALE

DE LA HAUTE-VIENNE.

Art. 1. Il est établi, à Limoges, une Société de médecins et de pharmaciens sous le titre de *Société médicale de la Haute-Vienne*.

2. Cette Société a pour but tout ce qui est relatif aux sciences médicales considérées dans leurs principes et dans leurs applications.

TITRE Ier.

COMPOSITION DE LA SOCIÉTÉ; MODE D'ADMISSION DE SES MEMBRES.

3. Pour faire partie de la Société il faut être docteur en médecine ou en chirurgie, pharmacien, officier de santé, ou médecin vétérinaire.

4. La Société se compose de membres titulaires, de membres correspondants et de membres honoraires.

5. Pour être membre titulaire ou correspondant il faut en faire la demande par écrit en y joignant l'exposé de ses titres.

6. Peuvent être membres honoraires :

1° Tous les titulaires qui ont 60 ans révolus;

2° Tous ceux qui, sans avoir atteint cet âge, se trouvent dans l'impossibilité absolue d'assister aux séances.

7. La Société se réserve en outre le droit de conférer le titre de membre honoraire à tous les médecins ou pharmaciens distingués qu'elle juge dignes de ce témoignage d'estime.

8. Quand un membre titulaire désire échanger son titre contre celui de membre honoraire, il doit en faire la demande à la Société.

9. Quand il s'agit de donner le titre de membre honoraire à un médecin ou à un pharmacien étranger à la Société, il suffit qu'un titulaire en fasse la proposition.

10. Dans tous les cas une commission de trois membres est chargée de faire un rapport sur les droits du candidat et sur l'opportunité de sa nomination : ce rapport doit être signé par la majorité de la commission.

11. Quand il a été donné lecture de ce rapport, la Société peut se prononcer immédiatement, ou ajourner son vote à la séance suivante.

12. Toute élection est faite au scrutin secret; en aucun cas le candidat ne peut être présent pendant la lecture et la discussion du rapport qui le concerne, ni pendant le vote de la Société.

13. Pour que l'élection soit valable il faut qu'elle soit faite à la majorité absolue des membres titulaires. — Néanmoins, si l'élection ne pouvait pas avoir lieu une première fois, elle serait faite, dans la séance suivante, à la majorité absolue des membres titulaires présents.

14. Le secrétaire est chargé de faire connaître au candidat la détermination que la Société a prise à son égard.

15. Tout membre reçoit, après sa nomination, un diplôme qui constate son titre.

Ce diplôme, signé par tous les membres du bureau, est adressé gratuitement aux membres honoraires.—Les titulaires et les correspondants sont soumis à une rétribution de 5 francs.

TITRE II.

FORMATION DU BUREAU : SES ATTRIBUTIONS.

16. Le bureau se compose :

1° D'un président;

2° D'un vice-président;

3° D'un secrétaire;

4° D'un vice-secrétaire;

5° D'un trésorier-archiviste.

17. Le *président* indique les sujets à traiter conformément à l'ordre du jour; dirige les discussions; accorde, refuse ou retire la parole, suivant que les membres qui l'ont demandée se renferment dans la question ou s'en écartent; met aux voix les propositions; recueille les suffrages, dépouille le scrutin, et proclame les décisions

de la Société; il arrête les listes de présence; signe les procès-verbaux, les ordonnances des recettes, les mandats et quittances des dépenses; veille au maintien de l'ordre, et, en cas d'égalité des suffrages, a voix prépondérante parmi les membres du bureau; il est enfin chargé de veiller à l'exécution de tous les articles du présent Réglement.

18. Le *vice-président* remplace le président en cas d'absence, ou lorsque celui-ci prend une part active à la discussion.

19. Le *secrétaire* prépare les séances, rédige les procès-verbaux, et les lit à la séance suivante; il est chargé de la correspondance, et présente, dans la première séance de chaque année, un compte-rendu des travaux de la Société.

20. Le *vice-secrétaire* remplace le secrétaire quand celui-ci est absent ou prend part à la discussion.

21 Le *trésorier-archiviste* perçoit les sommes dues par les membres titulaires ou correspondants, et acquitte, sur un mandat du président, les dépenses de la Société.

Il doit inscrire sur un registre les recettes et les dépenses à mesure qu'il les fait, et rendre tous les ans ses comptes à la Société.

Il est en outre chargé de conserver les objets de diverses natures qui sont adressés à la Société ou acquis par elle, de veiller aux archives, de dater et parapher toutes les pièces dont la conservation est ordonnée par la Société, de les mettre en ordre, et de tenir un registre sur lequel elles sont inscrites.

22. Le *Bureau* est spécialement chargé :

1° D'administrer toutes les affaires de la Société;

2° De poursuivre l'exécution de ses décisions;

3° De procéder au dépouillement et à l'expédition de la correspondance;

4° De prendre provisoirement, dans les cas urgents, les mesures qu'il croit convenables.

23. Le Bureau représente la *Société* quand celle-ci ne tient pas ses séances, et se réunit, sur la convocation du président, toutes les fois que les circonstances l'exigent.

24. Le Bureau soumet toutes ses décisions à la Société.

25. Le Bureau est renouvelé, tous les ans, dans la première séance de l'année scolaire; les titulaires seuls peuvent en faire partie.

26. Toutes ces élections sont faites séparément, au scrutin secret, et à la majorité absolue des membres présents, titulaires ou honoraires.

27. Le président est élu pour un an : on pourra le conserver dans ses fonctions l'année suivante; mais il ne pourra être réélu une troisième fois qu'après un an d'intervalle.

28. Le vice-président, le secrétaire, le vice-secrétaire et le trésorier-archiviste ne sont également élus que pour une année, mais ils peuvent être immédiatement réélus, sans aucune interruption.

TITRE III.

COTISATIONS.

29. Chaque titulaire est soumis à une cotisation annuelle e 10 francs pour frais de bureau.

30. Cette cotisation doit être versée entre les mains du trésorier dans l'une des trois premières séances de l'année.

31. Tout membre qui veut cesser de faire partie de la Société doit adresser au président sa démission par écrit dans le mois d'août de l'année courante. — Il ne cesse d'être soumis à la cotisation annuelle qu'après avoir rempli cette formalité.

32. Les membres honoraires sont exempts de toute contribution pécuniaire.

Les membres correspondants ne sont, quant à présent, soumis à aucune cotisation; mais, si la Société croit devoir publier ultérieurement un bulletin, ils seront tenus de s'y abonner.

33. Sur la proposition du Bureau, la Société peut s'imposer extraordinairement une contribution si le chiffre des dépenses dépassait celui qui est prévu par l'art. 29.

TITRE IV.

TENUE DES SÉANCES.

34. La Société se réunit, le *premier lundi* de chaque mois, à 7 heures *précises* du soir.

35. Les séances sont suspendues pendant les mois de septembre et d'octobre.

36. Quand les circonstances l'exigent, on peut fixer, pour les séances, un jour différent de celui qui est indiqué par l'art. 34.

37. Le Bureau peut convoquer la Société en séance extraordinaire quand il le juge convenable.

38. Le secrétaire est chargé d'adresser, pour chaque séance, une lettre de convocation à tous les membres résidants à Limoges.

39. Aucun étranger ne peut assister aux séances: néanmoins tout sociétaire peut y présenter une personne, pourvu qu'elle soit dans les conditions de capacité exigées pour les membres de la Société.

40. Toute séance se tient suivant l'ordre indiqué ci-après :

1° Lecture et mise aux voix du procès-verbal de la séance précédente.

2° Communications faites par les étrangers qui désirent faire partie de la Société.

3° Correspondance de la Société.

4° Indications des mémoires, observations, imprimés ou manuscrits, adressés à la Société.

5° Rapports des commissions nommées par la Société.

6° Lecture et communications verbales des membres titulaires, correspondants ou honoraires; puis des médecins et des pharmaciens étrangers à la Société.

7° Discussion immédiate ou renvoi à la séance suivante, au gré de la Société.

8° Discussion des propositions déposées sur le bureau dans la séance précédente.

9° Discussion des objets d'administration.

10° Elections de membres ou de fonctionnaires.

41. A l'ouverture de la séance un registre, déposé sur le bureau, reçoit la signature de tous les membres présents. A la fin de la séance, le président arrête la liste des signatures, en tirant une barre, et mettant son nom au-dessous de celui du dernier membre inscrit.

42. Quand un membre correspondant assiste à la séance, sa présence est annoncée par le président à la Société, et mentionnée au procès-verbal. — Les membres correspondants ont le droit de prendre part à la discussion, mais en matière scientifique seulement.

43. Tout médecin ou pharmacien qui n'est pas membre de la Société ne peut faire de lecture dans une séance de la Société qu'après en avoir adressé la demande au président, et lui avoir communiqué son manuscrit. — Les membres de la Société peuvent demander des renseignements et des explications; mais toute discussion sur l'ouvrage même est interdite en présence de l'auteur. — Le manuscrit doit être immédiatement déposé aux archives.

44. Toutes les pièces adressées à la Société sont datées et paraphées par le secrétaire le jour même de leur réception; il en est fait mention dans le procès-verbal de la séance suivante.

45. La Société ne reçoit que les pieces affranchies.

46. Les commissions sont habituellement composées de membres nommés au choix par le président. —

Néanmoins, quand trois membres le demandent, elles peuvent être nommées au scrutin. Quand on a recours au scrutin, les commissaires sont nommés à la majorité relative.

47. Les commissions se composent de trois ou de cinq membres, suivant l'importance des travaux dont elles ont à rendre compte.

48. Les rapports qu'elles présentent à la Société doivent être suivis de conclusions

49. Les commissions peuvent avoir à examiner :

1° Les communications et demandes adressées par l'autorité;

2° Les propositions tendantes à modifier le réglement;

3° Les travaux des correspondants et des personnes étrangères à la Société;

4° Toutes les questions enfin qui peuvent réclamer un examen particulier.

50. Tout membre de la Société est autorisé à lui soumettre les questions qui lui semblent dignes d'intérêt. Ces questions sont déposées sur le bureau, et, si la Société les prend en considération, une commission est nommée pour s'en occuper.

51. Les rapports et propositions des commissions peuvent être discutés dans la séance de leur présentation, ou renvoyés à des séances spéciales. — Quand le rapport aura pour sujet le travail d'un correspondant, celui-ci ne pourra prendre part à la discussion. — Il devra même ne pas assister à la séance.

52. Une fois adoptés, les rapports et propositions doi-

vent être déposés et transcrits en extrait sur le registre destiné aux procès-verbaux, à la suite du compte-rendu de la séance.

53. Des copies et extraits de ces rapports, signés du secrétaire, peuvent être délivrés aux parties intéressées si la Société le juge convenable.

54. Le président doit accorder la parole pour et contre la proposition jusqu'à ce que la discussion soit épuisée.

55. Tout membre qui ne trouve pas ses opinions, en matière scientifique, exactement reproduites dans le procès-verbal, a le droit de remettre au secrétaire une note, qui est transcrite dans l'un des procès-verbaux subséquents.

56. La parole peut être réclamée pendant la discussion pour rétablir la question, demander la clôture ou l'ordre du jour, ou pour le rappel au réglement.

57. Le membre qui parle s'adresse toujours à l'assemblée en la personne du président. Toute discussion de personne à personne est interdite; aucune interpellation ne peut être faite que par l'organe du président.

58. La Société peut toujours, sur la proposition d'un membre, et après en avoir délibéré, clorre la discussion.

59. Tout membre obtient de droit la parole quand il la demande pour un fait personnel.

60. Les rapporteurs ont la parole toutes les fois qu'ils la réclament pendant la discussion.

61. Dans les délibérations ordinaires de la Société les membres expriment leur vote en levant la main, ou par

assis et levé. Dans le cas où le Bureau déclare, après deux épreuves, qu'il y a doute, on vote au scrutin secret.

62. Le vote au scrutin secret est de droit toutes les fois que trois membres le demandent.

63. La Société ne peut prendre de résolution, en matière administrative, que lorsqu'elle est composée de la moitié plus un de ses membres.

Les titulaires seuls, dans ces cas, prennent part à la discussion, et ont le droit de voter.

Si la Société ne se trouve pas en nombre suffisant une première fois, elle vote, dans la séance suivante, à la majorité absolue des membre titulaires présents.

64. Les décisions de la Société, en matière d'administration, sont toujours prises à la majorité absolue des suffrages.

65. Le résultat des délibérations est proclamé par le président, et inscrit au procès-verbal par le secrétaire.

TITRE V.

DISCIPLINE.

66. Toutes les fois que, dans le lieu des séances, un membre s'écarte des convenances qui doivent être observées, le président, de son chef, ou sur la demande d'un ou de plusieurs membres, devra le rappeler à l'ordre.

67. On doit bannir des discussions toute personnalité offensante, toute expression inconvenante, et toute question politique.

68. Si un membre est rappelé deux fois à l'ordre dans

la même séance, il en est fait mention au procès-verbal.

ARTICLES ADDITIONNELS.

69. Toute proposition tendante à modifier le Réglement doit être signée par trois membres, déposée sur le bureau, discutée dans la séance suivante, ou renvoyée à une commission spéciale, et adoptée à la majorité absolue, suivant la marche indiquée à l'art. 63.

70. Toute proposition rejetée ne peut être reproduite dans le courant de l'année.

71. Pour tous les cas non prévus par le Réglement la Société est appelée à prononcer.

Limoges, le 6 février 1841.

FAYE, *président.* TUILIER, *vice-président.*

DUBOYS, *trésorier-archiviste.*

BARDINET, *secrétaire.* PAUL THARAUD, *vice-secrétaire.*

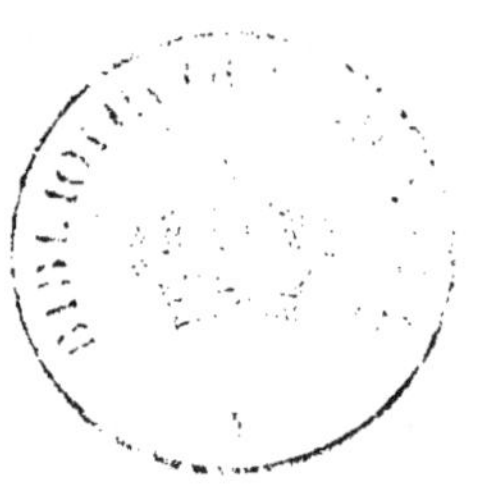

LISTE

DES

MEMBRES FONDATEURS

DE LA SOCIÉTÉ MÉDICALE DE LA HAUTE-VIENNE.

MM. Faye.
Thibaut.
Mazard.
de Sardent.
Barny (père).
Buisson.
Manent.
Tuilier.
Duboys.
Dupuytren.
Chatard.
Dumas.
Thézillat.
Catinaud.
Mathurin.
Dubois.
Voisin.
Bleynie.

MM. Montanceix.
Cacatte.
Delpeyroux.
Landon.
Larant.
Gittard.
Faugeron.
Barny (fils).
Filhastre.
Lassalie.
Dumont.
Daudy.
Dépéret.
Defaye.
Reculés.
Peyrusson.
Tharaud.
Bardinet.

www.ingramcontent.com/pod-product-compliance
Lightning Source LLC
LaVergne TN
LVHW050519160826
845677LV00003B/1233